LES EAUX FERRO-ARSÉNICALES

DE

WATTWILLER

QUELQUES

NOUVELLES OBSERVATIONS

SUR LES

EAUX FERRO-ARSÉNICALES

DE

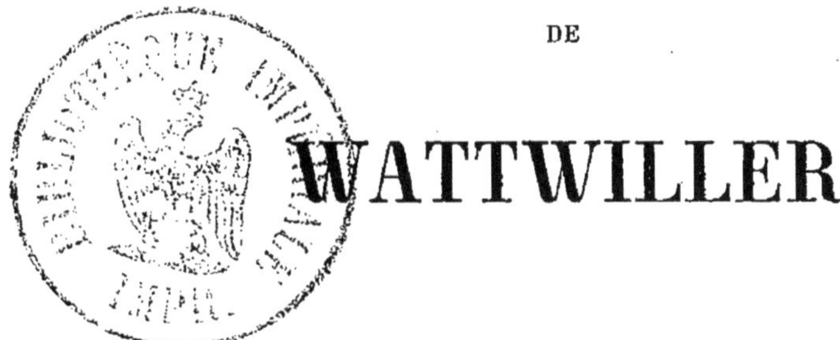

WATTWILLER

MULHOUSE
IMPRIMERIE DE L. L. BADER
—
1868

QUELQUES NOUVELLES OBSERVATIONS

SUR

LES EAUX FERRO-ARSÉNICALES

DE

WATTWILLER

Dans une notice publiée en 1865, j'ai cherché à établir la bibliographie des eaux minérales de Wattwiller, et, en faisant un résumé très-succinct des observations publiées par divers auteurs, à prouver que l'efficacité de ces eaux était reconnue et appréciée depuis plusieurs siècles.

Les guérisons obtenues à Wattwiller et relatées par ces anciens auteurs sont fort nombreuses et portent sur presque tout le cadre nosologique, depuis les névroses les plus rebelles jusqu'aux dartres et aux furoncles; — c'est ainsi que Gabriel Morel (Colmar, 1765), tant d'après son expérience propre que d'après celle de ses devanciers, recommande l'usage interne et externe des eaux de Wattwiller dans les affections hypochondriaques, hystériques, les pâles couleurs, la cardialgie, la colique néphrétique, les rétentions d'urine, la lientérie, les gonorrhées anciennes, le flux hémorrhoïdal, et termine en disant qu'elles sont surtout excellentes dans toutes les maladies des articulations, l'arthrite chronique, le rhumatisme goutteux, et pour ainsi dire spécifique pour toutes les affections de la peau, les vieux ulcères, etc.

Cet ensemble d'affections devant être traitées et guéries par le même remède, ne laisse pas que de paraître passablement disparate au premier abord, mais si l'on réfléchit qu'à cette époque l'analyse chimique des eaux minérales était chose inconnue, et que l'empirisme seul, qui du reste a été la base première de toute la médecine, avait servi de guide jusqu'alors en fait de balnéologie, on s'étonnera moins que Morel n'ait pas cherché à remonter à la cause première des succès qu'il obtenait, et à établir un lien synthétique entre les divers cas morbides auxquels on appliquait l'eau minérale de Wattwiller, — ces cas devaient en effet être fort variés, attendu que, vu la difficulté de la locomotion autrefois, on ne pouvait que rarement aller demander la guérison aux thermes éloignés du centre de la France ou des Pyrénées, et que généralement toutes les personnes souffreteuses de la Haute-Alsace se donnaient rendez-vous à Wattwiller, quels que fussent le siége et la nature de leur mal ; — les unes guérissaient et les cas heureux étaient publiés dans les diverses brochures qui ont paru jusqu'au commencement de ce siècle; les autres s'en retournaient commes elles étaient venues sans avoir jamais cependant à se plaindre d'une aggravation de leurs maux.

La chimie vint et, par ses moyens d'investigation nouveaux, permit de reconnaître dans les eaux minérales de Wattwiller le principe qui devait être l'agent principal des guérisons obtenues jusqu'alors ; — MM. Lassaigne, Chevalier, Ossian Henry, de Paris, et tout récemment M. Rosenthiel, de Mulhouse, y constatèrent la présence de l'arsenic et parvinrent à doser ce métal ; — or, d'après les dermatologistes modernes les plus autorisés, l'arsenic est avec le soufre l'agent antiherpétique par excellence ; — « les préparations arsénicales, dit M. Devergie, sont une source très-puissante de médication ; elles s'appliquent à un grand nombre de maladies ; il en est certaines qui le réclament d'une manière spéciale ; ce sont les affections à forme squameuse, psoriasis, lèpre vulgaire, pityriasis, que ces maladies soient à l'état chronique ou à l'état aigu, mais alors dans une période décroissante. A l'égard des autres maladies de la peau, c'est ordinairement l'*ultimatum* de la généralité des médecins, c'est-à-dire que lorsque les autres agents médicamenteux ont échoué, on a recours en dernier ressort aux préparations arsénicales, et l'on ajoute : « J'ai tout employé, voire même l'arsenic. »

Ce sont en effet les maladies cutanées qui, de tout temps, ont été les principales tributaires des eaux de

Wattwiller, et qui forment l'objet des plus nombreuses observations relatées par mes prédécesseurs; — mais si nous réfléchissons que loin d'être seulement une manifestation morbide locale, les affections de la peau sont le plus souvent le produit d'un état général du sang, état anormal et vicieux, que je qualifierai du nom d'*herpétisme* en généralisant la signification dermatologique du mot *herpès* ou dartres, si nous nous souvenons que cette crasse particulière du sang peut réagir sur les membranes muqueuses et les organes internes du corps, tout aussi bien que sur la surface cutanée, en y produisant des troubles fonctionnels nombreux et variés, immédiatement le champ d'application de l'arsenic et de ses préparations s'élargit et doit s'étendre aux conséquences aussi bien qu'à la cause première.

Appliquant ici l'ancien adage latin, « *naturam morborum ostendunt curationes,* » je traduis en disant qu'on peut juger de la nature des maladies d'après les moyens qui ont réussi à les guérir, et je suis fondé à croire que les maladies si diverses, observées autrefois et guéries à Wattwiller, devaient avoir une origine herpétique plus ou moins latente, et l'arsenic étant le remède souverain contre l'herpétisme, ce serait le cas de rappeler cet autre axiome latin, « *sublatâ causâ, tollitur effectus,* » attaquez-vous à la cause première des maladies, et celles-ci disparaîtront d'elles-mêmes.

Les affections internes à origine herpétique, peuvent être ou concomitantes ou consécutives aux maladies de la peau; — dans le premier cas, qui est le moins fréquent, on a le corps du délit sous les yeux, et le diagnostic est généralement plus facile et moins grave; le plus souvent au contraire une maladie de peau a été brusquement supprimée, soit spontanément, soit par un traitement exclusivement externe qui n'a fait que répercuter le mal, et plus ou moins longtemps après l'on voit survenir d'une façon insidieuse une de ces affections internes. à symptômes obscurs au début, de nature complexe et d'un diagnostic parfois assez incertain. C'est ainsi que des dermatologistes très-compétents rapportent des exemples de maladies cérébrales dues à la disparition d'un acné de la figure; — c'est ainsi encore que très-souvent l'on observe une liaison très-intime entre l'eczéma et la gastralgie, et d'après l'avis des meilleurs médecins, ne sont-ce pas des éruptions internes que ces nombreuses granulations de la région pharyngo-laryngienne ou utéro-vaginale souvent si rebelles à tous les traitements?

Comme preuves à l'appui de cette relation de l'état pathologique de la peau avec celui des organes internes, je prends la liberté de résumer ici quelques faits que j'ai personnellement observés :

Il y a plusieurs années, j'eus à donner des soins à un jeune garçon d'environ six ans, pour des accès très-fréquents et très-graves de bronchite capillaire généralisée; — M. Trousseau, ayant été consulté, l'illustre clinicien n'hésita pas à attribuer l'origine du mal à la guérison intempestive de nombreuses croûtes de lait qu'avait eues l'enfant autrefois, et regarda cette bronchite comme une espèce d'eczéma interne à poussées plus ou moins périodiques; un traitement alternativement sulfureux et arsénical fut institué, continué avec une grande persévérance, et aujourd'hui la santé du jeune homme est excellente.

Depuis assez longtemps également je traite deux personnes se trouvant dans des conditions à peu près identiques; — l'une, un homme d'environ 35 ans, l'autre, une jeune fille d'une vingtaine d'années ; les deux, bien constitués, du reste, et de familles saines, présentaient de temps à autre au cou de larges plaques de psoriasis; — quand l'éruption était bien manifeste, la santé générale était bonne; l'éruption disparaissait-elle, immédiatement il survenait de la toux, un peu de dyspnée, de la matité au sommet des poumons, un amaigrissement général, en un mot tous les signes d'une tuberculisation pulmonaire imminente; — avec le retour du psoriasis les symptômes thoraciques s'amendaient; — un traitement arsénical interne, parfaitement indiqué, je crois, dans ces deux cas, et longtemps continué, a fini par amener la guérison du psoriasis sans dommage pour la poitrine. Ces deux faits ne permettraient-ils pas de supposer avec quelque raison une origine herpétique aux cas de phthisie pulmonaire heureusement traités par M. Moutard-Martin, de Paris, qui dernièrement a adressé à l'Académie de médecine un intéressant travail sur le traitement général et systématique de la phthisie par les préparations arsénicales.

Tout récemmment encore, de concert avec mon excellent confrère, M. le Dr Weber, de Mulhouse, j'ai donné des soins à un garçon de trois à quatre ans, qui dès sa première enfance était atteint d'un vaste eczéma impétigineux de la tête et d'une grande partie du corps; — par une cause quelconque l'éruption sèche brusquement, et aussitôt il se déclare un mouvement fébrile intense, avec dyspnée très considérable, œdème de la face et des mains, et présence d'une énorme quantité d'albumine dans les urines; — les moyens les plus énergiques furent employés pour rappeler vers la peau le travail morbide, et l'albuminurie disparut progressivement au fur et à mesure que la suppuration extérieure reprit son ancien cours.

Ces divers faits ne prouvent-ils pas jusqu'à l'évidence la relation très-intime qui peut exister entre les maladies de la peau et certaines maladies internes, démonstration qui paraîtra même superflue à certains de mes lecteurs; — privé de son exutoire habituel vers la peau, le vice herpétique répercuté se fixera sur quelque organe interne, plus essentiel à la vie, y déterminera de l'irritation, de la congestion, des troubles fonctionnels sérieux, qui ne cèderont souvent que si l'on s'attaque à la cause première du mal, à l'herpétisme; — or, l'arsenic étant, de l'avis de nos meilleurs thérapeutistes, le remède antiherpétique par excellence, toutes les préparations dont il fait partie se trouveront indiquées dans des cas semblables, et de toutes les préparations les plus efficaces comme aussi les plus faciles à tolérer sont les eaux minérales arsénicales naturelles, parce qu'en vertu même de sa minéralisation le principe actif s'y trouve à un état de division et de combinaison que l'art ne peut imiter, et qui en rend l'absorption plus facile et plus complète. — Aussi les eaux arsénicales de Wattwiller me paraissent-elles devoir rendre les plus grands et les plus nombreux services tant aux malades atteints d'une affection actuelle de la peau, qu'à ceux qui souffriraient de la répercussion d'un exanthème antérieur sur quelque organe intérieur du corps.

A l'appui de cette opinion, je vais consigner ici très-succinctement quelques observations par ordre chronologique, telles que je les ai prises à Wattwiller pendant les années 1866 et 1867, sur les malades qu'il m'a été donné de suivre plus particulièrement :

Observation I. — Mlle B., 48 ans, ménopause depuis 6 mois, arrive à Wattwiller le 18 Juin, se plaignant de douleurs lombaires continues et très-vives, de raideur et d'engourdissement des membres inférieurs alternant avec des secousses, des chaleurs à la tête, envies de vomir, constipation, etc. Depuis 5 mois, différentes médications internes et externes ont été employées sans aucun succès.

Bains d'une heure le matin, 4 verres à boire. Huit jours après, abattement, inappétence plus considérable, mouvement fébrile, qui cèdent à l'administration d'un léger purgatif.

Le 29 Juin, reparaît un eczéma vulvaire, qui avait existé

antérieurement et s'était spontanément supprimé quelque temps avant l'invasion de la maladie actuelle; cet eczéma occasionne une sensation de brûlement et des démangeaisons très-vives, surtout la nuit, mais les douleurs lombaires diminuent.

2 bains, 1 heure le matin, 1/2 heure le soir, 6 verres à boire. Mlle B. quitte le 8 Juillet, débarrassée de son eczéma, de ses douleurs lombaires, ayant retrouvé l'appétit et la facilité des mouvements.

Obs. II. — M. C., 60 ans, bonne constitution, avait vu survenir 8 mois auparavant une éruption de purpura qui se reproduisit par poussées successives et envahit principalement les deux membres inférieurs; cette éruption s'accompagna d'un œdème considérable de ces mêmes extrémités, de nodosités douloureuses siégeant le long des tibias, d'épaississement des tendons d'Achille, de douleurs ostéocopes qui mirent le malade dans l'impossibilité absolue de marcher pendant plusieurs mois. Soupçonnant l'existence de quelque principe spécifique très-ancien, les médecins qui eurent à traiter cette affection complexe, employèrent successivement les amers, l'iodure de fer, l'iodure de potassium, le perchlorure de fer, le chlorure d'or à l'intérieur, les frictions mercurielles à l'extérieur, et malgré tous ces moyens ils n'avaient obtenu au bout de 8 mois qu'une bien légère amélioration; l'éruption purpurine avait à peu près disparu, mais il restait toujours un empâtement considérable, avec nodosités assez nombreuses, très-sensibles au toucher, et la démarche était très-pénible.

M. C. arrive à Wattwiller le 21 Juin 1866; bain d'une heure le matin, 6 verres à boire; au bout de huit jours, la raideur des jambes a diminué et la marche est plus facile. Le 29 Juin, la durée du bain est augmentée d'un quart d'heure; l'éruption reparaît légèrement pour se dissiper bientôt complétement. Le 12 Juillet, à la suite d'un peu de fatigue, surviennent quelques douleurs très-passagères à la partie antérieure des tibias, mais sans exostoses; l'état général s'est beaucoup amélioré, les selles, qui étaient difficiles, sont devenues très-régulières, l'appétit est revenu, et le 31 Juillet le malade peut rentrer chez lui très-content de l'amélioration obtenue, marchant très-facilement et n'ayant plus ni œdème ni éruption.

Depuis cette époque, M. C. a pu vaquer sans aucune interruption à ses affaires, mais ressentant de loin en loin quelques douleurs passagères aux jambes avec sensation de brûlures sur la peau, il est venu faire une seconde saison en 1867, qui a confirmé les heureux résultats de la précédente.

Obs. III. — M. D., 45 ans, contre-maître de tissage, avait dû renoncer depuis environ 4 mois à tout travail, par suite d'un rhumatisme articulaire aigu qui avait successivement envahi toutes les articulations du corps et qui avait donné lieu à la formation de nodosités très-volumineuses, principalement des articulations métacarpophalangiennes des deux mains.

Il arrive à Wattwiller le 22 Juin et prend tous les jours un bain d'une heure; 6 verres d'eau en boisson lui occasionnent un effet purgatif très-marqué, et il s'en retourne après le 10e bain, ayant obtenu une diminution des 2/3 environ dans le volume des engorgements articulaires, ce qui lui permet de faire de nouveau quelque usage de ses mains.

Obs. IV. — Mlle E., 40 ans, bonne constitution, menstruation régulière, arrive à Wattwiller le 27 Juin 1866, se plaignant depuis longtemps de douleurs rhumatismales ambulantes, de pleurodynies, de coliques néphrétiques. Bain d'une heure par jour, pour boisson 2 verres source de Gohr le matin et 2 verres source des bains le soir. Les urines deviennent plus abondantes et les selles plus faciles, les douleurs de reins diminuent. L'eau de la source de Gohr ayant été portée à 4 verres, le 3 Juillet, les urines déposent une certaine quantité de sable rouge et les douleurs rénales cessent complétement après quelques jours. Le 10 Juillet survient, à jour fixe, l'époque menstruelle, et la malade qui d'habitude ressentait à ce moment des douleurs assez vives dans le ventre et les cuisses, avec accompagnement de vertiges, se félicite de n'éprouver aucun de ces malaises et remarque que la menstruation est plus abondante que de coutume.

Un embarras gastrique, survenu le 21, est dissipé par un purgatif, et la malade quitte fin Juillet, heureuse de ne plus souffrir.

Revenue en 1867, elle m'apprend qu'elle a passé un excellent hiver, et que, sauf quelques douleurs rénales qui ont reparu de loin en loin, son état de santé est infiniment meilleur qu'autrefois. Remise à l'usage de la source de Gohr, aidée de quelques douches sur les reins, elle voit de nouveau, au bout de quelques jours, ses urines devenir graveleuses, ce qui lui promet du calme pour longtemps.

Obs. V. — Mlle E., 15 ans, belle constitution, bien menstruée, est atteinte depuis quelque temps d'un eczéma qui envahit successivement le cou, le ventre, les jambes, se manifestant sous forme de petites vésicules réunies par plaques de 1 à 3 centimètres de diamètre, s'ouvrant et se terminant par desquamation sèche pour se reproduire sur un autre point ; le cuir chevelu est tout couvert de ces petites squames qui se renouvellent indéfiniment.

1 bain d'une heure par jour ; pour boisson 4 verres de la source des bains et lotions très-fréquentes sur la tête avec cette même eau.

Quatre jours après, la malade prend six verres d'eau par jour ; mais bientôt il survient de l'abattement, de l'inappétence, de la pâleur, symptômes qui précèdent l'époque menstruelle, pendant laquelle les bains sont suspendus, la boisson continuée à petites doses. La menstruation étant passée, l'état saburral des voies digestives persiste et nécessite l'emploi d'un purgatif ; l'amélioration est immédiate, les bains sont repris, la boisson reportée à 6 verres qui sont bien supportés, et huit jours après, la malade quitte l'établissement dans de très bonnes conditions. Etant revenue en 1867, elle jouit d'une excellente santé et dit ne plus s'être ressentie de son eczéma.

Obs. VI. — Mme M., 35 ans, bien portante du reste, mais souffrant de céphalalgies opiniâtres, s'était mis pour ce motif derrière les oreilles des mouches de Milan, dont l'irritation fut le point de départ d'un vaste eczéma à forme impétigineuse qui envahit les deux oreilles et presque tout le cou et qui résistait depuis longtemps à toutes sortes de moyens thérapeutiques. L'usage pendant 15 jours de l'eau de l'ancienne source en bains, en boisson et en lotions très-fréquentes, tarit la suppuration, rendit la peau de nouveau lisse et amena une amélioration générale très-notable.

Obs. VII. — Mlle S., 33 ans, menstruation pénible, souffre depuis plusieurs années d'un état dyspeptique lié à une hypertrophie du foie et accompagnée de constipation tenace, de douleurs alternant d'un hypochondre à l'autre. Le front et une partie de la figure sont parsemés de nombreuses taches hépatiques. Ouvrière de fabrique, elle ne peut que tous les 2 jours prendre 1 bain d'une heure, mais l'eau de la source des bains est prise régulièrement en boisson à la dose de 5 à 6 verres. Au bout de 15 jours, les taches hépatiques ont presqu'entièrement disparu, le volume du foie a sensiblement diminué, l'appétit revient et il se produit tous les jours une selle spontanée.

Obs. VIII. — Mlle P., 30 ans, habituellement bien portante et bien réglée, a été, il y a plusieurs années, atteinte d'un rhumatisme articulaire, dont, à plusieurs reprises depuis, elle a ressenti des rechutes plus ou moins fortes. En 1865, elle a essayé les eaux de Baden en Suisse, qui l'ont tellement éprouvée que dès le 2e bain elle a été forcée de garder le lit pendant une quinzaine de jours, la maladie étant revenue à son état aigu. Arrivée à Wattwiller, le 28 Juin 1866, elle porte encore des traces de frictions iodées sur les articulations du genou et de la cheville à gauche qui, depuis plusieurs semaines, sont le siége principal des douleurs. L'articulation tibio-tarsienne surtout est gonflée et déformée au point que la malade ne peut supporter de chaussure.

Elle prend tous les jours 1 bain d'une heure et boit 4 verres d'eau de la source des bains. Le 3 Juillet, les douleurs et les engorgements articulaires ont déjà sensiblement diminué ; le 8, elle commence à prendre un 2e bain de 1/2 heure le soir, et le 15 elle quitte Wattwiller complétement débarrassée de son mal, momentanément du moins, et sans que, durant sa saison, elle ait éprouvé le moindre effet fâcheux des eaux.

Obs. IX. — Mme N., 54 ans, ménopause depuis l'âge de 46 ans, était bien portante jusqu'il y a un an, lorsqu'elle vit survenir au-dessous du genou gauche un large psoriasis pour lequel elle fit une saison à Schinznach qui lui occasionna la poussée de nouvelles plaques de psoriasis et de nombreux furoncles. Arrivée à Wattwiller le 2 Juillet 1866, elle prit de son propre chef des bains prolongés et se mit à boire de grandes quantités d'eau qui rendirent les urines très-abondantes, mais n'eurent aucun effet sur une constipation opiniâtre dont elle souffrait. Après le 4e bain, elle fut prise d'un érythème général, plus prononcé aux deux paupières, en même temps que le psoriasis persistait à la paume des deux mains et au-dessous des deux genoux. Elle fut mise au régime de 1 bain d'une heure par jour, 6 verres d'eau de l'ancienne source pour boisson et 1 cuillerée à café de citrate de magnésie tous les matins. Le 10, l'érythème était dissipé et l'amélioration générale ; le 26 Juillet, après avoir pris 25 bains, la malade s'en retournait chez elle ne présentant plus que quelques petites squames aux parties les plus malades, où la peau, de dure et épaissie qu'elle était, avait retrouvé son élasticité naturelle.

Obs. X. — Mme R., 51 ans, ménopause très-brusque il y a un an, arrive à Wattwiller le 4 Juillet 1866, se plaignant de douleurs névralgiques anciennes irradiant des reins aux cuisses et compliquées d'un prurit vulvaire presque intolérable.

Bain d'une heure par jour, pour boisson 4 verres d'eau de la source des bains.

Le 11, le prurit a disparu, mais les douleurs persistent dans la région hypogastrique. Le 14 surviennent des douleurs vagues générales, de l'abattement, un léger mouvement fébrile. L'administration d'un purgatif est suivie d'une amélioration prompte et très-sensible ; l'eau est continuée en bains et en boisson, quand, le 19, on voit survenir sur la joue droite une éruption de forme vésiculeuse qui cède bientôt à son tour, et la malade quitte le 25, complétement délivrée de ses souffrances.

Obs. XI. — M. C., 60 ans, souffrant d'un état de névropathie générale, de céphalées fréquentes accompagnées de vertiges et de contractions spasmodiques dans les muscles des deux jambes, présente en outre sur divers points du corps quelques plaques de psoriasis, dont la plus intense a son siége au pourtour de l'anus et paraît occasionner des démangeaisons d'autant plus vives que les symptômes encéphaliques s'amendent davantage, et réciproquement. L'usage de l'eau de la source des bains, en boisson et en bains, quoique très-irrégulièrement continuée, amène cependant une amélioration assez notable dans l'état général.

Obs. XII. — Mlle H., 48 ans, ménopause depuis 2 ans, est affectée de psoriasis au cou, à la paume des mains, à la vulve. Après une série de 10 bains, aidés de l'usage interne de l'eau, les démangeaisons sont beaucoup moins vives et le psoriasis s'est notablement amendé, lorsqu'il survient un urticaire général accompagné d'un embarras gastrique qui décide la malade à rentrer chez elle.

Obs. XIII. — Mme B., 25 ans, jouissant d'une bonne santé et d'une constitution assez robuste, a eu, il y a 9 ans, une fièvre typhoïde grave, à la suite de laquelle il s'est développé sur le front une éruption acnéiforme, qui plus tard a quitté ce premier siége pour se reporter sur les deux joues. Variable dans son intensité, la pustulation paraît être plus active pendant les époques menstruelles. Tous les moyens très-divers et très-nombreux employés jusqu'à ce jour sont restés sans résultat. Une série de trente bains d'une heure et 6 verres d'eau de l'ancienne source en boisson, produisent une purgation lente et atténuent l'hyperémie des tissus malades, mais le principe morbifique persiste.

Obs. XIV. — M. W., 50 ans, atteint depuis un an d'un eczéma impétigineux continu des mains, de la figure et surtout des deux paupières, arrive à Wattwiller le 4 Juillet 1866, souffrant beaucoup de démangeaisons très-vives et de la gêne que lui occasionne son affection. Après 17 bains, aidés de l'usage interne de l'eau de l'ancienne source, la peau est complétement nette. Un mois après, le mal ayant fait mine de se reproduire, une seconde saison de 15 jours l'enlève définitivement et, depuis, l'éruption n'a point reparu, la santé générale restant très-bonne.

Obs. XV. — Mme N., 27 ans, bien portante, régulièrement menstruée, souffre depuis plusieurs années d'un état granuleux de la région pharyngo-laryngienne, accompagné d'un eczéma des cuisses qui par moments occasionne un prurit très-intense. L'usage de diverses eaux sulfureuses et une saison à Schinznach sont demeurés sans résultat.

Bain d'une heure par jour ; pour boisson 6 verres d'eau de la source des bains.

Amélioration notable, qui eût très-probablement été plus sensible encore, si la malade s'était soumise plus exactement à l'usage interne de l'eau minérale.

Obs. XVI. — Mme Q., 50 ans, ménopause depuis 6 mois, souffrant depuis longtemps d'une bronchite chronique et d'une raideur avec engorgement considérable des articulations des phalanges et du coude aux deux bras. Arrivée à Wattwiller le 23 Juillet 1866, elle prend 1 bain d'une heure par jour et boit 4 verres d'eau de l'ancienne source qui n'influence ni les selles ni les urines, mais qui amène des transpirations très-abondantes à la suite de chaque bain. Après 21 bains, les articulations tuméfiées sont presqu'entièrement dégonflées et la malade peut fermer complétement ses mains, ce qui lui était impossible depuis plusieurs mois.

Obs. XVII. — Mme W., 60 ans, souffrant depuis plusieurs années d'un eczéma général, accompagné d'un coryza chronique très-gênant et d'attaques d'asthme fréquentes et formidables, n'ayant obtenu aucun soulagement des diverses médications employées jusqu'alors, vient faire en 1866 deux saisons à Wattwiller qui la débarrassent entièrement de son eczéma et diminuent grandement les accès d'asthme ; la santé générale s'améliore, et une troisième saison en 1867 ne fait que confirmer davantage ces heureux résultats.

Obs. XVIII. — Mme B., 57 ans, affectée de douleurs lombaires, irradiant dans les deux membres inférieurs, le long des nerfs sciatiques, au point de rendre la marche et tous les mouvements du corps en général très-pénibles.

Eau de l'ancienne source pour boisson ; tous les deux jours douche sur la région lombaire et bain d'une heure pendant les 8 premiers jours, puis deux bains d'une heure par jour, et après le vingtième, la malade, se trouvant entièrement guérie, rentre chez elle, n'ayant séjourné que 15 jours à l'établissement.

Obs. XIX. — Mlle C., 53 ans, ménopause depuis 5 ans, atteinte depuis longtemps d'un eczéma général lié à des douleurs articulaires ambulantes sans tuméfaction, voit sa double affection s'amender très-notablement après une saison de 15 jours.

Obs. XX. — Mme S., 64 ans, atteinte d'un rhumatisme articulaire chronique des bras et des pieds, arrivée le 30 Août 1866, prend tous les jours 1 bain de 3/4 d'heure et boit quatre verres de la source de Gohr. Aussitôt, ses urines, devenues plus abondantes, déposent tous les jours un sable rouge en quantité considérable qui va en diminuant jusqu'au départ, 20 Septembre, en même temps que les articulations malades reprennent leur souplesse.

Obs. XXI. — M. A., 55 ans, adynamie profonde, douleurs sciatiques, eczéma local, éprouve une amélioration très-notable dans son état après une saison de 16 jours.

Obs. XXII. — Mlle K., 60 ans, affectée de rhumatismes ambulants et d'une prédisposition à des érysipèles très-fréquents de la face, a fait en 1866 une petite saison qui lui a fait passer un bien meilleur hiver, revient en 1867, atteinte d'un pityriasis abondant de la tête, d'une irritation des muqueuses, du nez et des paupières, avec éternuements très-fréquents, de douleurs lombaires irradiant des deux côtés vers la vessie, et ayant eu pendant quelque temps des urines sédimenteuses.

1 bain de 1/2 heure par jour en augmentant progressivement jusqu'à 1 heure ; pour boisson 3 verres de la source de Gohr, qui peu à peu sont portés jusqu'à 6. Au bout de 8 jours, les urines sont très-graveleuses, mais il persiste une certaine constipation. 8 verres en boisson, quelques douches sur les reins. Après 3 semaines, toutes les douleurs ont cessé, les urines ne sont plus graveleuses, la constipation est moindre et il ne reste plus que quelques traces du pityriasis ; l'irritation des muqueuses a également beaucoup diminué sous l'influence de reniflements très-fréquents d'eau de l'ancienne source.

Obs. XXIII. — M. D., 50 ans, tourmenté depuis 2 ans d'un prurit intense au scrotum et au pourtour de l'anus, portant en outre de larges plaques de psoriasis aux cuisses, aux bras, à la tête, a déjà fait 2 saisons à Schinznach, qui ont amélioré sa situation sans amener la guérison, arrive à Wattwiller le 10 Juin 1867 et prend tous les matins 1 bain d'une heure, 6 verres d'eau de la source des bains pour boisson et 1 douche tempérée le soir. Il repart le 30 Juin, ayant vu le prurit se dissiper, la tête se nettoyer, la peau s'amincir, s'égaliser, redevenir souple à l'endroit des psoriasis dont on aperçoit encore la trace. Une constipation très-opiniâtre pour laquelle il faisait usage habituel de la graine de moutarde, n'a pas été influencée par l'usage de l'eau, mais, par contre, les urines et les sueurs ont été plus abondantes.

Obs. XXIV. — M. G., 28 ans, souffrant depuis longtemps

d'une douleur fixe à l'hypochondre gauche irradiant parfois vers les reins et le bas-ventre sans altération manifeste d'aucun organe et sans trouble fonctionnel appréciable autre que la difficulté de la marche qui est presqu'impossible sur un sol en pente.

1 bain d'une heure par jour, source des bains en boisson, alternativement tous les 2 jours une douche tempérée sur le point douloureux et une douche ascendante rectale qui est toujours suivie d'un soulagement immédiat.

La douleur, qui très-probablement avait son siége dans l'uretère gauche, s'est dissipée graduellement sans aucune élimination de gravelle.

Obs. XXV. — M. P., 55 ans, bonne constitution, a eu à l'âge de 12 ans sur les deux mains une éruption de nature probablement eczémateuse et qui n'a pas reparu depuis ; à 20 ans, il a eu une arthrite générale qui le poursuit encore de temps à autre et se manifeste actuellement par une certaine raideur des deux épaules. Depuis un an environ, la santé générale, très-belle jusqu'alors, s'est altérée, il est survenu de l'amaigrissement, le teint est devenu subictérique, ce que le malade attribue à une gastralgie très-pénible accompagnée de pyrosis qui ne lui permet presque pas de digérer d'aliments solides, et qui se complique en outre d'une laryngite chronique due très-probablement à de nombreuses granulations qu'on aperçoit sur toute la région pharyngolaryngienne. Une particularité assez singulière à noter, c'est que la gastrite et la laryngite n'existent jamais ensemble au même degré d'acuité et que généralement elles paraissent alterner : quand l'une s'améliore, l'autre s'aggrave, et réciproquement. Différents moyens thérapeutiques et une saison à Allevard n'ont aucunement modifié cet état, lorsque M. P. arrive à Wattwiller en Juillet 1867 et commence à boire l'eau de la source des bains. Cette eau, quoique prise par très-petites doses, occasionne d'abord quelques pesanteurs d'estomac et passe difficilement ; malgré cela, on persévère, et, en augmentant graduellement, le malade arrive à supporter 8 verres au bout d'une quinzaine de jours. Tous les 2 jours aussi il prend 1 bain alternant avec une douche générale.

Venu à Wattwiller sur l'avis de M. Schützenberger, de Strasbourg, le malade n'a eu qu'à se louer des conseils de l'éminent professeur, parce qu'il y a vu ses fonctions digestives, depuis si longtemps en souffrance, s'améliorer en même temps que sa santé générale ; aussi est-il revenu au mois de Septembre de la même année passer quelques jours à la source qui l'a soulagé et qui le guérira s'il lui reste fidèle.

Obs. XXVI. — M. E., 65 ans, souffrant de douleurs lombaires liées à un état de constipation et de ténesme vésical très-pénible. Le ventre est fortement ballonné et les urines peu abondantes présentent un dépôt considérable de mucopus. Outre les bains, le malade se met à boire de son propre chef d'énormes quantités, 5 à 6 litres d'eau de la source de Gohr par jour, et au bout d'une dizaine de jours une diurèse abondante et des selles plus régulières ont ramené l'abdomen à ses dimensions normales ; les douleurs lombaires ont également disparu, et M. E. s'en retourne chez lui très-satisfait de son état.

Obs. XXVII. — M. F., 60 ans, eczéma général, compliqué d'une arthralgie ambulante. Très-grande amélioration des deux affections après une saison de 15 jours.

Obs. XXVIII. — M.N., 30 ans, atteint depuis plusieurs années de syphilides ulcérées qui occupent principalement les bras, les lèvres, les régions mastoïdiennes ; ce sont de larges croûtes épaisses, tombant de temps à autre et découvrant alors des plaies assez profondes, généralement arrondies, déchiquetées comme à l'emporte-pièce ; le système osseux ne présente aucune lésion apparente ; les fonctions principales s'exécutent d'une façon normale, mais un traitement persévérant à l'iodure de potassium et au mercure est resté sans aucune influence sur la maladie cutanée.

Le malade prend une série de 30 bains à raison d'une heure par jour d'abord, puis 1 1/2 heure, et boit 8 verres d'eau de la source des bains. Après une interruption de 15 jours, il prend encore 24 bains, à raison de 2 par jour, et s'en retourne chez lui dans un état de santé bien meilleur ; sur beaucoup de points, les croûtes ont séché et sont tombées, laissant voir, au lieu d'un ulcère, une peau de nouvelle formation très-lisse et très-unie.

Dans un cas du même genre observé à Wattwiller, il y a environ 6 ans et où les syphilides ulcérées avaient envahi presque toute l'étendue des membres supérieurs et inférieurs et avaient persisté malgré plusieurs saisons à des eaux sulfureuses, la guérison avait été entière, radicale, et le jeune homme, revu par moi l'an dernier, avait joui depuis d'une parfaite santé.

Obs. XXIX. — M. L., âgé de 56 ans, se plaint depuis plusieurs années de douleurs néphrétiques s'accompagnant parfois de dysurie avec urines sédimenteuses et lassitude générale. Ces divers symptômes s'amendent généralement, lorsqu'il voit reparaître un eczéma très-étendu, auquel il est sujet depuis longtemps également, et qui se manifeste par poussées périodiques, surtout au printemps.

Bain d'une heure, pour boisson 6 verres de la source des bains le matin, 2 verres de la source de Gohr le soir. Au bout de 8 jours les douleurs néphrétiques diminuent considérablement, grâce à l'émission très-abondante d'urines fortement graveleuses. Après une saison de 3 semaines, l'eczéma ne présente plus que quelques légères traces, sans que les douleurs de reins aient reparu ; les urines sont claires et faciles, la santé générale améliorée.

Obs. XXX. — M. J., 66 ans, un des médecins les plus distingués d'Alsace, que le pays a eu la douleur de perdre depuis, arrive à Wattwiller en 1866, souffrant d'un état pathologique très-complexe. Sujet depuis longtemps à des douleurs rhumatismales vives, il avait en outre des accès fréquents de goutte accompagnée de gravelle ; en outre, depuis quelques mois, il avait vu survenir une atrophie musculaire progressive de la cuisse gauche, les autres membres conservant leur volume normal ; cette atrophie musculaire était portée à un tel point que la marche était devenue impossible et la station debout même incertaine, le membre affecté n'étant plus capable d'aucun effort musculaire.

S'étant mis à l'usage combiné des deux sources en boisson, aidé de temps à autre d'un bain, M. J. vit bientôt ses urines devenir plus faciles, graveleuses, en même temps que les douleurs profondes du bassin et des reins allaient en diminuant ; mais l'effet le plus surprenant de ces eaux fut que, après un emploi non interrompu d'environ deux mois, le tissu musculaire de la cuisse atrophiée s'était reconstitué au point qu'il n'y avait plus qu'une différence peu appréciable à la vue et au toucher dans le volume et la consistance des deux membres similaires ; en même temps que les muscles s'étaient reformés, la démarche était redevenue plus facile.

Obs. XXXI. — Mme G., 52 ans, ménopause depuis 6 ans, souffre depuis près de 14 ans d'un rhumatisme articulaire noueux des mains et des pieds. Au début, plusieurs saisons de Baden en Suisse l'ont soulagée ; mais le rhumatisme s'étant compliqué d'une affection cardiaque que dénote un bruit de souffle assez intense, elle s'est mal trouvée d'un dernier usage des eaux de Baden qui lui occasionnèrent une aggravation de l'état du cœur avec oppression considérable. Ayant été ensuite à Wildbad, elle dut également renoncer à l'emploi de ses eaux et vint enfin à Wattwiller, où elle put sans inconvénient prendre 1 bain d'une heure par jour et boire 6 verres d'eau de la source des bains. Après une saison de 3 semaines, l'état général était meilleur, la marche beaucoup plus facile, mais les nodosités carpo-phalangiennes des deux mains persistaient encore à un certain degré.

Ces observations, auxquelles j'aurais pu en ajouter encore un certain nombre d'autres concernant des eczémas qui tous ont été plus ou moins favorablement influencés par les eaux de Wattwiller, doivent suffire pour attester l'efficacité des deux sources et pour confirmer la vérité de ces paroles que je trouve dans un mémoire couronné, de M. le docteur Millet, de Tours, sur l'emploi thérapeutique des préparations arsénicales : « l'arsenic, dit-il, est un médicament réel, sérieux, l'un des plus puissants, l'un des plus héroïques de la matière médicale, et qui, dans mainte circonstances, répond toujours aux espérances qu'on avait conçues de lui; mais ce n'est pas une panacée. » Ce n'est point non plus comme une panacée que je recommande les eaux arsénicales de Wattwiller; de même que toutes les médications, les plus logiques et rationnellement les plus certaines, elles ont eu et elles auront sans doute encore des insuccès, et dans les observations reproduites plus haut, il s'en trouve une relative à un cas d'acné de la face qui n'a été aucunement modifié ; il est vrai de dire que beaucoup d'autres moyens thérapeutiques avaient également échoué, et que l'acné est ordinairement une des affections de peau les plus rebelles ; tous les autres exemples cités offrent, sinon toujours des guérisons entières, au moins des améliorations certaines et durables.

C'est ainsi que j'ai pu observer les plus heureux résultats sur un cas d'asthme compliqué d'eczéma général, que j'ai vu s'amender des symptômes encéphatiques, alternant avec un psoriasis anal, qui étaient de nature à faire craindre un commencement de ramollissement cérébral ; une autre observation indique une amélioration très-notable dans un cas de gastro-entérite chronique, succédant à un eczéma antérieur et liée à un état granuleux de la région laryngo-pharyngienne ; — ailleurs on trouve des entéralgies, des douleurs lombo-sciatiques, des névropathies diverses consécutives à une manifestation herpétique disparue ; dans plusieurs de ces cas, la réapparition d'un eczéma plus ou moins ancien pendant le traitement, a été un indice favorable, et, en continuant l'usage des eaux, les malades se débarrassaient de l'eczéma et des affections métastatiques qui en avaient été la conséquence. C'est donc bien dans l'herpétisme que paraît résider le lien commun qui unit dans une même catégorie des affections en apparence fort disparates, comme je l'ai dit en commençant, mais dues à des manifestations du même principe vicieux sur des tissus ou des organes divers, et c'est dans le traitement de toutes les affections herpétiques, actuelles ou métastatiques, que je vois l'indication principale de l'emploi des eaux de Wattwiller, surtout celle de la source des bains; — cette dernière, en effet, est la seule qui ait été employée jadis, et aussi, contenant, d'après les analyses de M. Rosenstiehl, deux fois plus d'arsenic que la source de Gohr, son usage comme antiherpétique est plus rationnel.

L'action physiologique de cette eau se manifeste généralement au bout de peu de jours par une augmentation de l'une ou de l'autre des excrétions naturelles du corps; chez le plus grand nombre, il survient au début un certain relâchement intestinal qui cesse après 3 ou 4 jours; chez d'autres au contraire ce sont les urines ou les sueurs qui sont augmentées; chez quelques personnes enfin j'ai vu survenir des éruptions furonculeuses multiples qui, quoique ennuyeuses dans le moment, pouvaient être considérées comme une dérivation salutaire, comme un travail utile de la nature tendant à débarrasser le corps de quelque vice latent. Outre son action générale antiherpétique, l'eau de Wattwiller a une vertu résolutive incontestable, et c'est sans doute à cette vertu résolutive locale, aidée de l'action antiherpétique générale, qu'est dû l'heureux résultat obtenu dans des cas assez nombreux d'arthralgie ou d'arthrites anciennes noueuses, accompagnées ou non d'un eczéma actuel. — L'action de cette eau sur la peau est essentiellement lénitive, adoucissante; — elle modère l'irritation, diminue l'hyperémie, assouplit et amincit de nouveau les tissus indurés et épaissis par la maladie. Jamais elle ne produit de surexcitation morbide dans les organes, et le seul phénomène à noter c'est un certain état saburral des voies digestives, avec lassitude générale survenant ordinairement vers la fin du premier septenaire et de préférence chez les personnes qui dès le début font un usage inconsidéré de ces eaux.

Renfermant moins d'arsenic, mais plus riche en sels alcalins, l'eau de la source de Gohr paraît jouir de certaines propriétés générales analogues à celles de la source des bains, quoique à un moindre degré, mais en revanche elle paraît avoir une action locale plus certaine sur les voies urinaires; — elle agit d'une façon élective en quelque sorte sur l'appareil rénal, dont elle stimule les fonctions en rendant les sécrétions plus abondantes; — c'est à l'usage interne de cette eau que bien des malades, affectés de gravelle, et quelques-uns de catarrhe vésical avec dysurie, ont dû une très-grande amélioration de leur état; après peu de jours d'usage, les urines plus abondantes sont fortement chargées de gravelle ou de mucopus et le mieux ne tarde pas à se faire sentir.

Dans certains cas pathologiques complexes, comme par exemple dans l'Obs. XXX. l'usage combiné de l'eau des deux sources a produit les meilleurs résultats. A quoi était due, dans ce même cas, l'atrophie musculaire de la cuisse, et quel a été le mode d'action des eaux de Wattwiller pour arriver à guérir cette même atrophie ? c'est ce qu'il est assez difficile d'expliquer, mais néanmoins il ne me paraît pas irrationnel d'admettre que l'atrophie a pu être due à une compression nerveuse produite par une tumeur quelconque siégeant profondément dans le bassin gauche où du reste se faisaient sentir les douleurs les plus vives et les plus fréquentes, et que la tumeur cédant à l'action éminemment résolutive de nos eaux, l'atrophie a dû disparaître en même temps.

Dans les observations que je viens de publier, il y a encore un double fait, digne d'être remarqué, celui qui est relatif à des affections cutanées invétérées, de nature syphilitique, qui avaient résisté à toutes les médications spécifiques; — des deux malades, l'un a été guéri, l'autre a vu son état grandement s'améliorer; — un troisième, qui était atteint d'un exanthème probablement de même nature, s'est également bien trouvé de l'usage de ces eaux. Ces faits, trop peu nombreux encore pour autoriser à en tirer une conclusion, méritent néanmoins de fixer l'attention et me rappellent une observation que me racontait, il y a plusieurs années, un des praticiens les plus répandus de nos environs, M. le docteur Conraux, de Thann; — cet honorable confrère et ami, ayant à soigner un homme d'une cinquantaine d'années, qui dépérissait en se plaignant de douleurs multiples sans localisation morbide particuculière, soupçonna une intoxication syphilitique ancienne dont le malade rejetait bien loin l'idée, et l'envoya aux bains de Wattwiller; — après une quinzaine de jours, il y eut une éruption générale de syphilides indéniables; — la nature du mal était définitivement jugée, et un traitement approprié en fit prompte justice.

Combattre les manifestations, soit internes, soit externes, de l'herpétisme, telle me paraît être la principale indication de l'eau de Wattwiller, mais ce serait se faire une singulière illusion que de croire qu'une saison de 3 à 4 semaines suffit pour modifier radicalement une semblable diathèse; — de même que Vichy, par exemple, voit revenir chaque année ses mêmes clients affectés, soit de goutte, soit de maladies hépatiques, etc; — de même, à Wattwiller, pour les affections herpétiques, il faut savoir persévérer et faire usage de ses eaux pendant un temps parfois assez prolongé; — une première saison peut amener quelquefois une guérison apparente, mais le principe morbifique persiste et, après une certaine période, tend à se reproduire quand les effets du traitement se sont émoussés; — ce n'est donc que par plusieurs saisons successives que l'on peut espérer de transformer entièrement une constitution herpétique, — dans les cas les plus rebelles, l'on se trouve souvent fort bien d'alterner entre les eaux sulfureuses et celles de Wattwiller ou de les compléter l'une par l'autre dans la même année.

En dehors de cette vertu antiherpétique générale, l'eau de Wattwiller possède des propriétés éminemment résolutives, comme je l'ai déjà dit ailleurs, et légèrement toniques; — ces propriétés, elle les doit à la présence simultanée du fer et de l'arsenic, et ces deux précieux agents de la thérapeutique lui communiquent leurs qualités principales, tout en se pondérant réciproquement; — c'est ainsi que, grâce à l'heureuse association du fer, l'arsenic agit comme résolutif, sans devenir altérant, et d'un autre côté le fer tonifie sans produire ni excitation, ni congestion; aussi avons-nous vu se dissiper des engorgements articulaires considérables, des hypertrophies du foie, des états congestifs des organes abdominaux, en même temps que diminuaient des douleurs dysménorrhéiques, et naguère encore mon excellent confrère de Soultz, M. le docteur West, me disait avoir obtenu dans un cas d'hépatite chronique liée à un état de chlorose très-prononcé, un très-heureux effet de l'usage interne de l'eau de la source des bains. C'est grâce à la tempérance réciproque du fer et de l'arsenic que l'eau de Wattwiller convient à tous les tempéraments, ne présentant aucune contre-indication, comme il arrive souvent pour d'autres eaux minérales, et il ne reste au médecin qu'à doser ou à combiner, suivant le cas, les deux sources.

Pour contester à Wattwiller la puissance de ses eaux on a objecté la faiblesse de sa minéralisation; il est très-vrai que les agents principaux, tels que le fer et l'arsenic ne se trouvent pas en quantités considérables, mais la faiblesse de la dose ne prouve point la non efficacité, et beaucoup de thermes très-célèbres n'ont pas une minéralisation plus riche que Wattwiller; — c'est que dans ces admirables dissolutions que nous prépare la nature, les agents médicamenteux ne s'y trouvent point seulement mélangés ensemble comme dans nos préparations officinales, mais bien à un état de division et de combinaison tout particulier que nous ne pouvons imiter et qui en augmente la puissance.

Comme résumé de ce petit travail et après douze années d'observation, je ne puis que recommander vivement à mes confrères d'Alsace une eau dont au XVIe siècle déjà Gall Etschenreuter, de Strasbourg, et J. Bauhin, de Bâle, vantaient les heureux effets, et je leur dis avec une entière conviction : « Si vous avez des clients affectés de ces états pathologiques complexes, à symptômes protéiformes, si surtout dans ces états il y a lieu de soupçonner une cause ou une complication de nature herpétique, envoyez-les avec confiance à Wattwiller, quand même vous auriez déjà essayé inutilement d'autres eaux minérales plus réputées; il y aura certainement quelques insuccès, mais parfois aussi vous obtiendrez des résultats qui vous étonneront; nos eaux en soulageront beaucoup et ne nuiront à personne. »

Comme adjuvant salutaire à l'action bienfaisante des eaux, les malades trouvent à y prendre des douches chaudes et froides, des douches ascendantes vaginales et rectales, des bains de siége à irrigation circulaire et à température variable; ils y trouvent en outre un excellent régime, un air de toute pureté, une existence calme au milieu des charmes de la plus belle nature. La situation topographique de Wattwiller est assez connue pour que je croie inutile d'en faire ici la description; ses rues en pente rapide sont pourvues d'une eau abondante qui, s'écoulant vite, entretient partout la propreté et ne laisse nulle part se former de ces mares croupissantes qui infectent l'air dans beaucoup de nos villages; — aussi les maladies épidémiques y sont à peu près inconnues, et le choléra même, qui de 1854 à 1856 paraissait devoir devenir endémique dans certains endroits voisins, n'a fait qu'une légère apparition dans la partie inférieure de la petite ville de Wattwiller; les quartiers supérieurs où se trouve l'hôtel des bains furent totalement préservés. Depuis cet hôtel, qui a été confortablement restauré, jusqu'au pied des Vosges, s'étend, sur un espace de quelques cents mètres et sur un plan peu incliné, un délicieux petit vallon, dominant la ville et offrant une perspective splendide sur une grande partie de la plaine d'Alsace et les montagnes de la Forêt-Noire; — ce vallon, fermé au fond par les premiers massifs des Vosges, est bordé d'un côté par une colline couverte de vignes que surplombe le pittoresque rocher du Hirtstein, de l'autre par un côteau que couronne un magnifique bois de châtaigniers et que dominent plus loin les ruines de l'ancien château du Herrenfluh; — le fond de ce ravissant tableau est constitué par les différentes nuances que présentent, depuis le vert le plus sombre jusqu'au plus tendre, de vastes forêts de chênes et de sapins s'élevant sur les flancs de la montagne. Complétement fermé de trois côtés, ce vallon n'est ouvert qu'au levant, et se trouve ainsi à l'abri des vents les plus désagréables, n'offrant aucune prise aux courants d'air. C'est là, dans cet heureux site, sur le flanc du coteau méridional, à la lisière du bois de châtaigniers, à quelques pas des deux sources, non loin d'un ruisseau qui parcourt le vallon en gazouillant entre ses bords touffus, c'est là, dis-je, que la Société des bains a élevé deux nouvelles constructions, dont l'une doit devenir le Kursaal de Wattwiller, et l'autre renferme un certain nombre de pièces d'habitation. Quiconque a vu ce site par une belle journée de Mai, alors que de toutes parts la nature s'est réveillée et que de tous côtés les senteurs des arbres en fleurs vous enivrent, en face d'une végétation luxuriante et du splendide panorama que l'on découvre, ne saurait imaginer un plus heureux séjour pour des personnes dont le corps souffre ou dont l'esprit est fatigué. Pour les gens plus valides, les sommets peu distants du Molgenrein, du Habschwillerkopf, du ballon de Guebwiller, offrent des buts d'excursion d'une incomparable beauté.

Cernay, le 17 Mai 1868.

Docteur HEUCHEL.